U0048149

呼出馬甲線

森拓郎／著

我從不刻意鍛鍊腹肌，
而是靠呼吸和站姿來保持身材

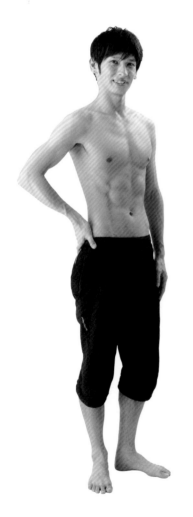

　　身為一個健身教練，我當然會幫每個人針對全身上下（包含臉頰），作出適當的調整。尤其我個人的專業項目就是以矯正骨骼位置為主，因此對於如何讓骨盆、背脊、腿部保持在正確的狀態是我最關心的重點。我在工作經驗當中，也發現了如何讓肚子瘦下來的方法，並且藉此幫助大家將身材調整出線條平衡的健美體態。

　　我認為想要擁有健美的身材，關鍵在於「站立和呼吸」。不過，可別以為隨便站著呼吸馬上就能達到瘦身

的效果，本書還是要大家先從改善自己的姿勢學起。先對正確的站姿瞭若指掌，有效率地運用身體肌肉成為呼吸的專家是很重要的步驟。

只要能到達這個境界，當你想瘦肚子時，會發現自己不想再用腹肌運動。而腹肌運動也不再像是「肩膀僵硬就按摩肩膀」、「大腿想變細就按摩大腿」那樣理所當然。

本書的主題就是對腹肌運動提出「持續進行會如何」、「是否真的有效」的質疑。畢竟更簡單的方法就能獲得瘦身效果，那就沒必要勉強自己進行累人的腹肌運動。請各位照著本書的教學步驟，讓自己邁向瘦肚子和美好體態的未來吧！

其實靠腹肌運動瘦肚子的
效果不好，因此不推薦⋯⋯

　　很多人習慣在日常生活中進行健身、路跑、足球、棒球等運動，又或是為了健康、減肥、美容的動機而定期運動，這些多少會進行所謂的「腹肌運動」。加上許多人覺得肚子肥軟就代表腹部不結實的象徵，所以會認為只要進行腹肌運動就能讓肚子變瘦、變結實。於是，有些人減肥時會每天積極進行腹肌運動。

　　確實在減肥和塑身的書籍裡常常會出現腹肌運動，在健身界裡這種腹肌神話也被全面浸透。因此只要是在意肚子肥肉的人，瘦身時都會立刻、不斷地進行腹肌運動。

　　說起腹肌運動，最典型的動作就是「仰臥，再將整個上半身挺起」。這種運動雖然很容易鍛鍊腹肌最外層的腹直肌，讓腹直肌越來越結實，但使用在瘦肚子方面不但特別辛苦，也不是最有效的方法，無法達到最直接的效果。不論你做多少次腹肌運動都沒辦法讓肚子有效地瘦下來。

以我擅長皮拉提斯、美容矯正等健身教練立場來看，其實腹肌運動只能鍛鍊腹直肌，所以我相當能理解為什麼無法瘦肚子。跟我持相同看法的同業，大多也不以腹肌運動來指導大家消除肚子贅肉。

沒錯，一般我們不會教大家腹肌運動。即使我們不做腹肌運動，也有辦法讓肚子瘦下來。

目錄

目標就是完美比例

epilogue

column

森式瘦身術規則

- 請配合自己的健康情形進行。
- 本書所記載的數據是以《想要瘦肚子嗎？那就別進行腹肌運動》和《健身教練向你掛保證！減肥運動靠一成，飲食靠九成》(作者均為森拓郎) 為參考。

1

只靠運動瘦身是沒效的

健身運動和肌力與體能訓練，
都有鍛鍊腹肌的基本動作。
但不論如何用心，還是一樣對肚子上的贅肉沒轍，
效果相當有限。
所以，在本書開始前，我們要先檢討長久以來的錯誤觀念，
並且做出大幅度的修正。

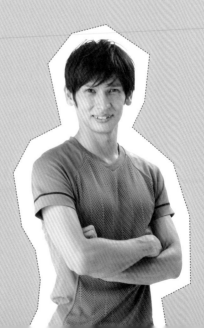

想靠運動消肚肉，
只會浪費時間！

　　很多減肥成功的人，不僅改善飲食，也比以前更注意自己的飲食習慣。而以腹肌運動為減肥主軸的人，很難從中取得立竿見影的效果。我反而認為，倒不如完全不做腹肌運動還比較容易讓腰圍變小。

　　像我從來沒有讓肚子變大過，也沒做過腹肌運動。因為我一直對腹肌運動抱持著相當大的質疑，我認為這是一種沒有效率的動作，甚至覺得完全沒效。所以我才會主張，如果想要瘦肚子，不要做腹肌運動，只要鍛鍊腹肌就可以消除腹部脂肪。我想大家很難想像這種消除肚子贅肉的畫面吧？雖然現實令人遺憾，但腹肌運動真的是錯誤的觀念。要是真的能靠這種方法消除贅肉，那麼全身上下所有的部位只要透過鍛鍊，想要消除哪個部位的脂肪都能消掉。

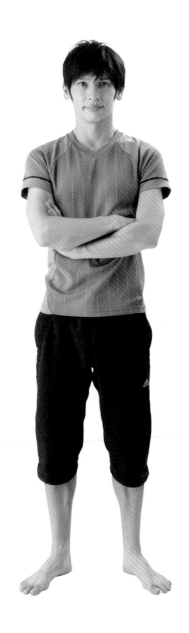

　　既然瘦肚子的目的是將腰圍變小，那麼就絕不能忘記燃燒脂肪這個動作。所以大家要知道，比起腹肌運動，還有更有效的方法。只要體會這個正確觀念，就能大大地改變瘦身的成果。

　　每個人都有腹肌，差別在於是否能夠順利地發揮身體的功能。只要做適當的運動，那麼絕對能夠消除肚肉。

即使練出腹肌，肚子還是凸的

　　為什麼即使有腹肌，肚子還是會很大呢？最主要的原因就是肥胖。

　　一個健康男性的體脂肪率正常範圍在 10 ～ 20%，而女性則是 20 ～ 30%。若是以美觀為準則，那麼男性理想的體脂肪率是在 10% 以下，而女性則是 20% 以下。

　　去一趟健身會館，常常可以看到很多超過正常體脂肪率範圍、才會開始「在乎腰圍」的人。

　　一般來說，身材肥胖就叫做代謝症候群。依據日本肥胖研究協會（JASSO）的代謝症候群標準來看，男性腰圍要85cm 以上，而女性腰圍則是 90cm 以上；以及在高血壓、高血糖、高脂肪這三項中，占其中兩種項目就是典型的代謝症候群。會造成這樣的狀況，大多都是暴飲暴食和運動量不足

所引起。

　　另外，依照肥胖的體型，蘋果型肥胖是屬於內臟脂肪型肥胖，而洋梨型肥胖則是皮下脂肪肥胖。相對於男性大多是蘋果型肥胖，女性則多屬於洋梨型肥胖。雖說蘋果型肥胖是因為內臟脂肪過多導致，但即使是洋梨型肥胖，也一樣比標準體型累積了過多的內臟脂肪。

　　相較於臉、手臂、腳部，肚子平時就容易累積大量的皮下脂肪和內臟脂肪。更何況內臟脂肪的特性就是比起皮下脂肪更容易在短時間內大量累積。

　　換句話說，就是因為內臟脂肪儲存過多，才會讓肚子越變越大。

許多運動家都是屬於肌肉型的大肚腩身材

　　許多中年男子都是屬於軀幹渾圓、手腳偏細的蘋果型肥胖。原因在於平時攝取過多酒精飲料和碳水化合物，還有運動量不足造成內臟脂肪累積。

　　身上的贅肉也算是內臟脂肪嗎？體脂肪率高的人會在囤積內臟脂肪時，將部分多餘的脂肪儲存為皮下脂肪，結果變成令人在意的大肚子。換句話說，減少內臟脂肪不但能縮腰圍，同時也可以消贅肉。

　　不過，要是在身體累積大量內臟脂肪的情形下鍛鍊腹肌，只會讓肚子越來越肥厚。內臟、腹肌、皮下脂肪這三項彼此疊加，絕對無法練出纖細的腰圍。比起普通肥胖者鬆軟的贅肉，運動家凸出來的大肚腩通常很緊實。尤其是重量級的格鬥選手或棒球選手，都是這樣的身材。

雖然有強韌的腹肌，但內臟脂肪還是很多

職業摔角手、K-1 的重量級選手幾乎都是這種魁梧的身材。雖然他們有堅韌的腹肌，但因為內臟脂肪、腹肌、皮下脂肪互相疊加的結果，腰圍也絕對不小。這就是典型即使擁有腹肌，肚子還是很明顯的例子。當然，有些男性相當憧憬這樣的身材，只是想要擁有這樣的身材必須先經過嚴格的體能訓練，才能獲得這樣的成果。其他像是棒球選手等運動員，也容易養成這樣的身材。

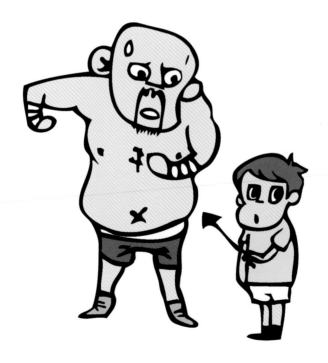

相撲力士型

雖然內臟脂肪和皮下脂肪特別多
但是身體的肌肉也很多

由於相撲力士身為日本國粹的代言人，因此大家一致認為是必須保有肥胖體格才能進行的職業。不過，相撲力士威風凜凜的模樣可不只是單純的肥胖。事實上，他們經過每天的鍛鍊，身體的肌肉比一般人還要多。

雖然力士的腹肌相當地強韌，但依附的內臟脂肪、皮下脂肪也比一般人多，所以他們的肚子看起來相當地突出。

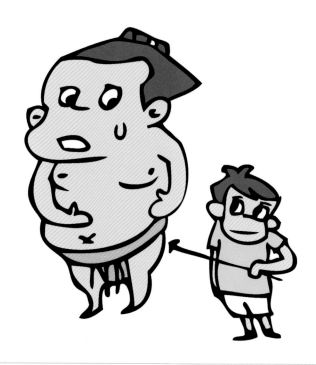

沒有讓身體內部的肌肉發揮效用
內臟的位置開始出現下垂的跡象

這種體型通常出現在女性身上。雖然身材偏瘦，但是肚子突出，而且肌肉占整體的量也很少。如果體脂肪率不滿 20%，肚子又很突出，那麼就有可能是內臟下垂的症狀。由於身體內部能支撐內臟的肌肉不夠強壯，所以腸胃等臟器的位置會開始下垂，因此造成下腹部突出。節食後，不但沒有讓肚子瘦下來，反而因為節食，讓身體內部的肌肉量開始減少，腹部變得更突出，就好像愛神邱比特的大肚子一樣。

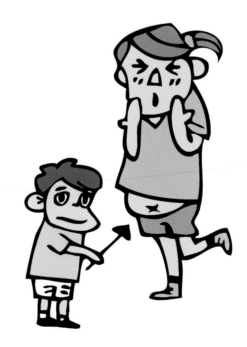

關乎姿勢和呼吸的 重要骨骼名稱

如此一來就更有效地取得較好的減肥成果。

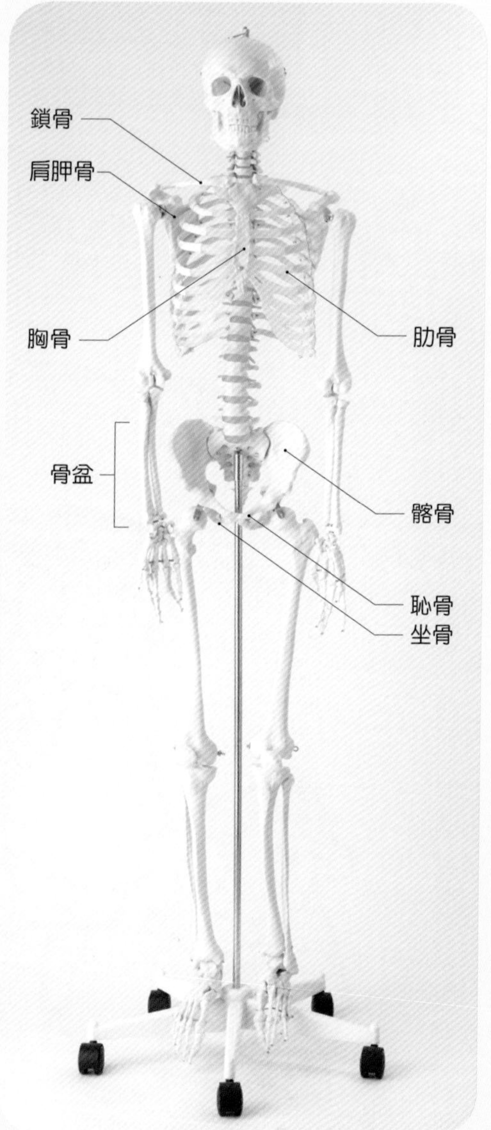

當你進行森式瘦身術時，建議多注意這些部位，

應該重視的身體部位。

本圖為矯正姿勢和呼吸法消除贅肉時，

鎖骨

肩胛骨

胸骨

肋骨

骨盆

髂骨

恥骨

坐骨

2

想要消除肚子肥油，就要靠森式瘦身術！

透過前一章的敘述，我們已經瞭解腹肌運動難以消除腹部贅肉，
那麼接下來，就要開始說明森式瘦身術的重點。
只要看了簡單的步驟，保證讓你豁然開朗：
「原來這麼簡單的方法就能瘦身啊！」

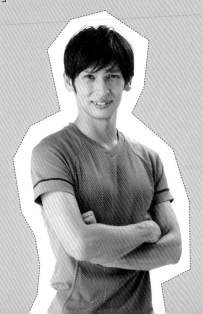

森式瘦身術
只需要記住四大步驟

　　只要照著森式瘦身術步驟，絕對可以消除肚子贅肉，維持健美的體態。這四項步驟首先要站對正確的姿勢，再分別進行腹式、胸式、軀幹式共三種呼吸法，這也是鍛鍊我們身體內部的重要關鍵。

　　話說，脊椎的前後方會有身體的內部肌肉支撐，內臟當然也會受到相同的保護。內臟周圍依序還有外層肌肉、皮下脂肪、皮膚，三層的防線保護。只要能讓脊椎和骨盆保持在正常的位置，那麼我們的身體在使用內部肌肉時，就能像使用腹肌、背肌、腳部肌肉一樣自然，甚至一點也感受不到正在使用內部肌肉，這代表內部肌肉正充分地發揮功能。

　　如果想要讓支撐腹腔內臟的內部肌肉維持正常的機能，先決條件就是要擁有正確的姿勢。若是骨盆和脊椎在身體內的重心位置有所偏差，那麼內部肌肉就難以發揮應有的機能。

駝背、腰部前傾的姿態不但會減弱內部肌肉的功能，同時也是肚子贅肉變多的原因。

　　總之，想鍛鍊內部肌肉，就要靠正確的呼吸方式。只要能學會有益身體內部的呼吸法，不但可以確保內臟的正常位置，還能不運動就讓肚子瘦下來。

森式瘦身術只需要記住四大步驟

4	3	2	1
軀幹式呼吸	胸式呼吸	腹式呼吸	身體站直

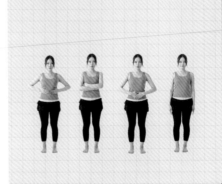

比起注重運動，
更要先確保直挺的站姿

　　由於這個世界受到地心引力的影響，因此身體的每個部位在出力時都會承受相當的負擔。不管哪種理想的姿勢，頭、肋骨、骨盆就好比是被脊椎串起來的三顆丸子。當這三顆丸子的位置前後不一致時，就會讓脊椎產生負擔，進而成為身材走樣的主要原因。

　　剛開始維持正確的姿勢時，通常會讓身體覺得不適，除了不習慣之外，也會因為緊張的關係而產生肩膀疼痛、腰痛等症狀。所以在物理及生理輕鬆的前提下，我們不只要確保姿勢的美觀，還要讓身體盡力維持輕鬆的姿勢。因此，我們要先瞭解自己的體重能讓身體承受多大的限度，然後再確定正確的站姿，進而注意在這種站姿下是否能夠順暢地深呼吸。總之，放鬆身體的同時保持正確的站姿，接著再進行各項運動也不遲。其實，在很多情況下只要能先做好這一點，就能解決許多瘦身上的問題。

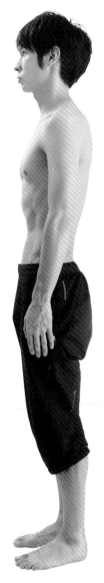

　　當你的骨盆維持在正確的位置，也能負荷自己的體重時，你會發現大腿不用額外施力，大腿肌肉的負擔也會大幅度地減輕。若是因為姿勢不正確而導致大腿變粗的人，還能因此變瘦，而膝蓋疼痛的人也會發現，疼痛的症狀會緩和許多。

　　腰痛也一樣。只要能消除作用在腳部的力氣，就能減少腰部的負擔，並且輕易地改善疼痛。當你一步步地讓下半身的站姿穩定下來後，肩膀的緊張感就會跟著減少，肩膀、脖子僵硬的狀態也隨之解放。總之，在開始鍛鍊身體以及解放肌肉的緊張感前，最重要的就是讓身體保持正確的姿態。只要能保持正確的站姿，不只消除肚子的贅肉，還可以讓你的腳變細。

緊接著就是使用呼吸法讓肚子自然消下去

　　其實，呼吸健身訓練有辦法讓腰圍快速縮小。比起進行數百次腹肌運動依然看不到腰部的變化，呼吸法更能立即達到瘦身的效果。

　　首先要瞭解的是，呼吸的動作不只是肺臟吸氣吐氣，而是像揮動手臂、轉動眼珠子一樣，需要使用肌肉進行控制，讓空氣流入肺臟。像這種用在呼吸的肌肉，叫做呼吸肌群。呼吸肌群不是單一的肌肉部位，而是由許多肌肉組成。從包圍肋骨的肋間肌、脖子部位將肋骨提起的斜角肌、位於肋骨下方的橫隔膜、腹部呈腰帶狀的腹橫肌等，都是屬於典型的呼吸肌群。

　　當呼吸肌群在體腔內伸展開來，就會讓空氣流進肺臟當中。反之，當呼吸肌群收起時，就會將空氣排出體外。由於這

樣的運作機制，我們才能每天不知不覺地進行呼吸這個動作。

　　我常常會用「把軀幹上方的空間伸展開來，讓下方的空間收縮起來」形容這樣的機制。因為胸腔及肋骨周圍的空間常會因為呼吸而出現伸展、收縮的動作。

　　假如你在呼吸時壓抑自己的上半身，讓身體保持收縮的狀態，那麼胸腔內的空間不但難以伸展開來，也不利於呼吸。在這種狀態下，呼吸量不只變得很少，而且長期下來還會減弱內部肌肉的功能，開始出現內臟下垂的症狀。當內臟下垂時，肚子自然就會突出。

　　所以用正確的方法呼吸、保持正確的姿勢，可以提昇身體的內部肌肉功能。只要確實地學會呼吸的方法，即使不進行嚴厲的運動，也能讓肚子的贅肉越來越少。

呼吸的基本就在於
腳掌站立的位置和幅寬

　　當你開始使用正確的方式站立時，請先注意自己的腳掌位置。首先以骨盆做為身體中心，讓整個腳掌感受到自己的體重。這兩項動作的重點在於必須同時完成。拇趾、小指、腳踝保持平衡、支撐體重時，將腳部的重心稍微移往前方是最佳的狀態。

　　雙腳等於是身體的地基，所以要是骨盆沒有保持在正確的位置，就會讓腳部承受不必要的壓力。反過來說就是，如果腳部的位置不正確，那麼骨盆也難以保持在正確的位置。

　　其實，只要你能用這種正確的站立，配合消除腹部贅肉的呼吸法，那麼就有機會透過站立讓腰圍越變越小。兩種方法雙管齊下後，你的腳部和腰部不但不會疲累，也能塑造出健美的腿型。

雙腳展開站立的方式

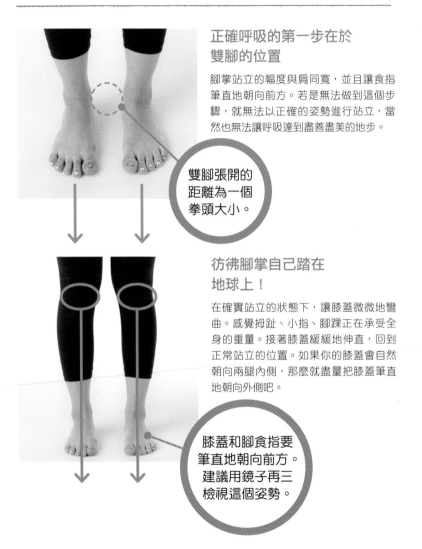

正確呼吸的第一步在於雙腳的位置

腳掌站立的幅度與肩同寬，並且讓食指筆直地朝向前方。若是無法做到這個步驟，就無法以正確的姿勢進行站立，當然也無法讓呼吸達到盡善盡美的地步。

雙腳張開的距離為一個拳頭大小。

彷彿腳掌自己踏在地球上！

在確實站立的狀態下，讓膝蓋微微地彎曲。感覺拇趾、小指、腳踝正在承受全身的重量。接著膝蓋緩緩地伸直，回到正常站立的位置。如果你的膝蓋會自然朝向兩腿內側，那麼就盡量把膝蓋筆直地朝向外側吧。

膝蓋和腳食指要筆直地朝向前方。建議用鏡子再三檢視這個姿勢。

這些都是錯誤的站立方式

以下是三種常見的錯誤站姿。首先就要矯正自己的站姿。想要鍛鍊身體內部肌肉的強度，

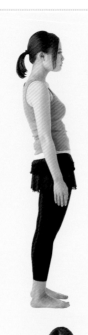

肚子往前突出

← 此站姿常見於內臟下垂的人。這麼做只會將身體的重心移往前方。

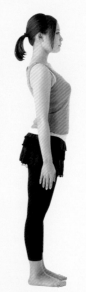

肚子往前突出

→ 這種站姿乍看之下是很正確的「立正」姿勢。但是為了讓膝蓋伸直，而讓大腿的肌肉極度緊繃，結果身體處於完全無法走路的狀態。要是持續用這種方式站立，時間久了大腿就會越來越粗。

肚子往前突出

← 骨盆的左右平衡及位置不協調，無法讓內臟保持在正確的位置，而讓肚子的外觀變得很突出。硬是維持這種站姿，日後會有腰痛的症狀也是在所難免。

3

正式實行森式瘦身術！
只要照著做，
肚子一定瘦下來！

本章介紹眾所期待的森式瘦身術！
光是在輕鬆的氛圍下練習森式瘦身術，
腰圍就能在不知不覺間，越變越小！
而且不用在乎時間和場所，不管到哪裡，
每天都能輕鬆進行森式瘦身術！

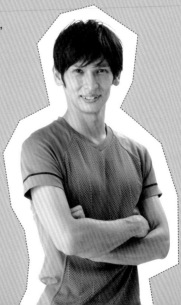

森式瘦身術四大步驟！
只靠站立和三種呼吸法，
就能簡單瘦肚子！

　　接著就是正式實行森式瘦身術。其實，我們要學的就只有「正確的站姿」及「特殊的呼吸法」，一共四個步驟。這是非常簡單、易懂的瘦身術，在我親自指導的經驗裡，大部份的人在實地操作過一、兩次後，就能完全學會其中的訣竅。

　　雖然本書所教的呼吸法基本上和一般的以鼻吸氣，以口呼氣的呼吸法沒有兩樣，但在進行這三種呼吸法時，卻能夠有效鍛鍊體內的各種內部肌肉。此呼吸法分別為「腹式呼吸」、「胸式呼吸」、「軀幹式呼吸」。透過這三種呼吸法，可以輕鬆鍛鍊身體的內部肌肉，因此有些人會覺得這麼做很不踏實，甚至會質疑：「這真的有效嗎？」不過，一旦你確實操作，不但能讓內部肌肉達到應有的功能，幫助內臟回歸正常的位置之後，還能讓肚子持續瘦下來，甚至出現令人嚮往的完美腰部曲線。

森式瘦身術的四大步驟

1 將身體站直

2 腹式呼吸

3 胸式呼吸

4 軀幹式呼吸

　　許多人在練習腹式和胸式呼吸時，常常會出現較淺的呼吸動作。或許是因為我們將胸式、腹式和軀幹式的差別分別開來，會讓人一時之間不習慣。不過，當你熟練呼吸法之後，就能期待腰酸背痛的症狀逐漸被紓解。

　　不過，對於能讓內部肌肉產生效果的呼吸法來說，正確的站姿也是一個很重要的步驟。因此在身體還無法習慣正確站姿時，即使成為呼吸法的專家，身體也很難順利進行呼吸。所以還是必須提醒各位，除了透過確實的呼吸法鍛鍊內部肌肉之外，身體也要配合正確的站姿。

身體站直

**同時保持骨盆的正確位置以及腳掌重心，
是瘦身重點。**

　　本書所謂的「身體站直」是一種能鍛鍊內部肌肉的正確
站立方式，這和膝蓋打直「立正站好」的姿勢不同。

　　接下來，我會為大家說明關於「身體站直」的細節。

　　首先將讓骨盆調回正確的位置，當作全身的中心點。站
立時，讓腳掌感受全身的重量。實行的重點就是，讓這兩項
動作同時進行。

　　腳部的重心如前文所述，要讓拇趾、小指、腳踝確實地
承受住體重。雖然這個步驟說起來很簡單，不過其實很難掌
握住其中的訣竅。如果想簡單進行這項動作，建議先試著輕

輕地彎膝蓋，想像自己小時候被人從後背用「膝蓋頂膝窩」的那個姿勢。此時你一定會發現，比起站立時將膝蓋打直，這個動作能大幅緩和腳掌承受體重時的壓力。

接下來再讓膝蓋慢慢地打直幾次，此時你會覺得，腳掌承受的壓力正逐漸變少。這是因為腳和上半身的重心產生了分離感，因此會覺得身體搖晃不穩。緊接著，膝蓋微微地彎曲，以像是膝蓋看肚臍的感覺，往骨盆的底部（也就是坐骨的正下方）望去。

在這個狀態中，骨盆的位置大致上已經位在正確的位置上。請維持這樣的狀態，讓整個腳掌處於貼住地面，再緩緩地打直膝蓋。雖然骨盆的位置會在這時移動，腳踏實地的感受也逐漸變小，不過這也代表你已經做出了正確的站姿。

雖說這時膝蓋會有明顯地彎曲，甚至讓你覺得自己駝背，不過當你對著鏡子看自己現在的站姿時，應該會發現身體居然「站直」了。另外，若是能讓骨盆筆直地保持在良好的正確位置，那麼腳、膝蓋、骨盆、頭部就會筆直地連成一直線。在此狀態下，不論是腳部或腰部都不容易感到疲勞。

接下來，請讀者參考下一頁的詳細步驟。

先從認識骨盆的最佳位置開始

確認骨盆和膝蓋的位置

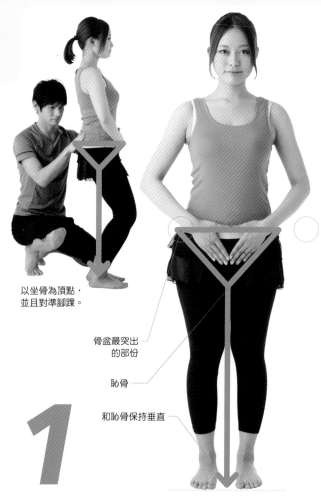

以坐骨為頂點，
並且對準腳踝。

骨盆最突出
的部份

恥骨

和恥骨保持垂直

1 兩手壓住骨盆

先讓兩腳的間隔保持約一個拳頭大小的距離。
拇趾、小指、腳踝確實地承受體重時，
腳趾和肚臍朝向正前方。以手指頭壓住恥骨，
而手掌則壓住骨盆兩端最突出的部份，
讓坐骨部位呈現出往下低頭的姿態。

2

彎曲膝蓋

一邊吸氣，
一邊讓膝蓋緩緩地彎曲。

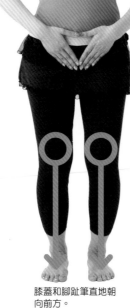

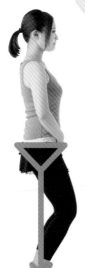

以坐骨為頂點，
對準腳踝。

膝蓋和腳趾筆直地朝
向前方。

3

緩緩地
伸直膝蓋

一邊吐氣，
一邊打直膝蓋並臀部夾緊。
結束臀部往上的時間點要在
腳掌剛好感受不到貼地的感覺。
只要重複動作兩到三次，
你就能抓住最佳的位置。

正面

一邊讓腳掌感受身體的重量，
一邊讓骨盆保持在正確的位置，
從頭到腳保持一直線。

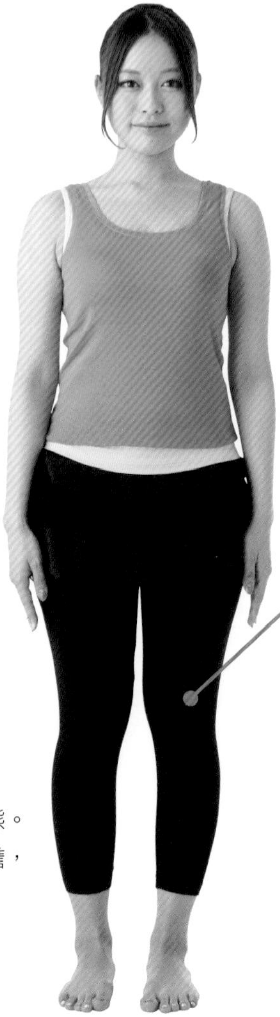

最佳的站立方式

因為腳部不用出
太多的力氣，
所以站起來會覺得
很輕鬆。

當你的身體可以「站直」時，
內部肌肉就會開始運作，
進而讓上半身達到穩定的狀態。
腳部和腰部不但比較沒有負擔，
而且有助於減少腹部贅肉。

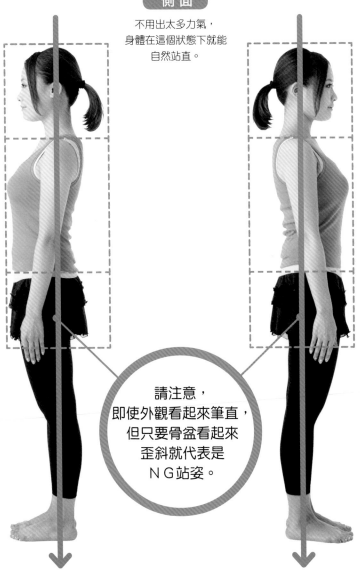

側 面

不用出太多力氣，
身體在這個狀態下就能
自然站直。

請注意，
即使外觀看起來筆直，
但只要骨盆看起來
歪斜就代表是
ＮＧ站姿。

腹式呼吸

藉由深呼吸 5 ～ 10 回，讓肚子用力的膨脹

　　很多人剛開始會以為腹式呼吸就只是將空氣吸進肚子，但事實上是呼吸時讓位於肋骨下方的橫隔膜大大地擴張，進而推壓橫隔膜下方的內臟，使肚子的外觀呈現鼓起的狀態。

　　所謂腹式呼吸，是呼吸時使用橫隔膜，吐氣時則使用腰部周圍的內部肌肉（也就是腹橫肌）。這是一種很適合讓腰部逐漸緊實的運動。

　　其實，人類在睡眠時會呈現放鬆的狀態，這時會無意識地使用腹式呼吸。腹式呼吸是最簡易的呼吸法，所以建議讀者一定要學會。

1

兩手壓住骨盆

目標是劍突（肋骨中央下方腹腔的位置）的下方，將雙手放在胃部附近。

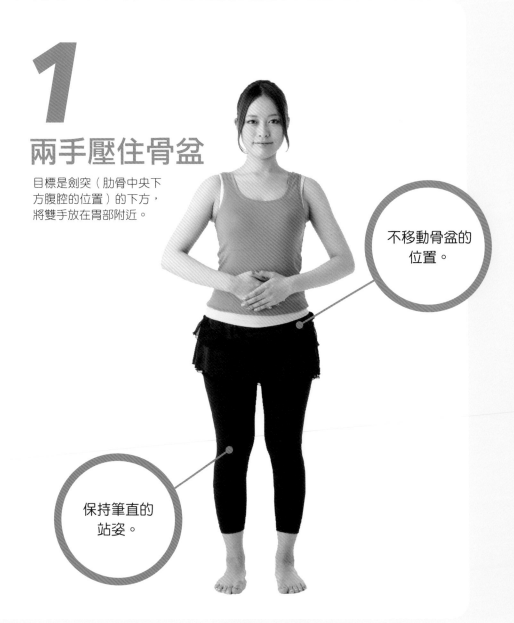

不移動骨盆的位置。

保持筆直的站姿。

用緩慢的步調
深深地吸氣。

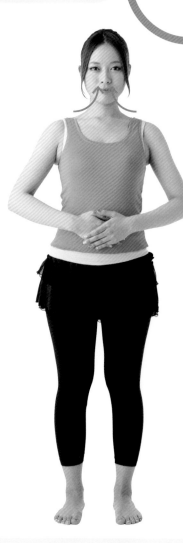

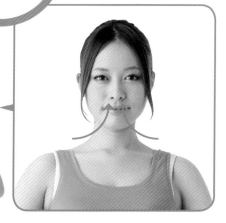

2
鼻子吸氣

掌心碰觸肚臍，
用鼻子吸氣。
這時要讓肚子鼓起來。

3

嘴巴吐氣

吐氣時，腹部要隨著壓住的掌心收縮。
習慣這個動作後，
吐氣時要以結束排尿的感覺，
讓肚臍下方的肌肉收縮，
鼓起的肚子盡力縮回。

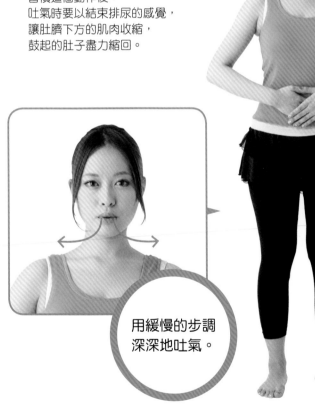

用緩慢的步調
深深地吐氣。

STEP 3

胸式呼吸

肚子保持收縮的狀態
進行五到十次讓肋骨擴張的深呼吸

　　我們平時都是用劍突部位進行呼吸，所以難免會以為使用呼吸肌群呼吸是一件稀鬆平常的事。比起以鮮少運動到的橫隔膜為中心的腹式呼吸，胸式呼吸剛好相反，主要是讓肚子保持收縮，以使用肋骨周邊的肋間肌、斜角肌為主。

　　換言之，胸式呼吸不但要讓肚子維持縮緊的狀態，同時也要在腰部縮小時進行呼吸。這種呼吸方法能恢復胃下垂的症狀，進而達到內臟歸回原位的效果。

　　不妨在工作和通勤時，花點心思進行這項呼吸法吧。

1 雙手環抱肋骨下方

手臂交疊環抱，
手掌按觸身體左右兩邊的肋骨。

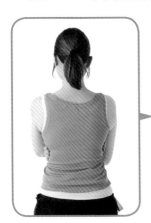

以按壓左右兩邊
肋骨的形式

不要移動
骨盆位置

保持筆直的
站姿

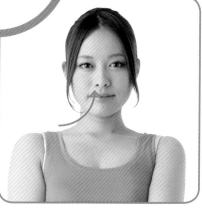

剛開始用
鼻子吸氣時，
要確認肋骨是否
因此擴張。

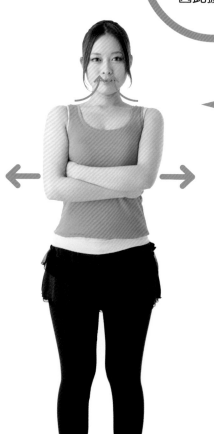

2

鼻子吸氣

鼻子吸氣。
胸部要在肋骨擴張開來的
感覺下進行吸氣，
並且使腰部加以收縮。

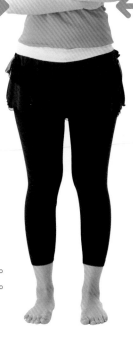

嘴巴緩緩地吐氣，
同時確認肋骨是否
開始收縮。

3

一邊讓
肋骨部位收縮
一邊嘴巴吐氣

從腹部開始提高胸部的位置。
在肋骨收縮時，嘴巴必須緩緩地吐氣。
此時要小心別讓身體呈現蜷曲的模樣。

軀幹式呼吸

腹部和肋骨維持收縮，
以軀幹部位進行呼吸大約五次

　　有些人剛開始進行這種呼吸法時會很不習慣，不過這卻是森式瘦身術裡最重要的呼吸法。雖說胸式呼吸是讓肚子瘦下來最重要的方法，不過過度擴張肋骨部位，也會導致上半身不穩定。這種呼吸法主要是讓位於劍突周圍，容易活動的肋骨保持收縮，並運用不常活動的軀幹、鎖骨周圍，和腋下部位進行呼吸。

　　當你成為軀幹呼吸的專家之後，胸圍變大、骨盆前傾、腰痛都能獲得改善。在確保腹部收縮的狀態下，同時擁有更穩定的軀幹是很重要的步驟，也可以讓你輕鬆地保持正確姿勢。

　　總之，靠呼吸順利控制肌肉，就是森式瘦身術最拿手的絕活！

1 劍突的部位收縮起來

確實地推壓肋骨的左右方，再讓鼻子吸氣。

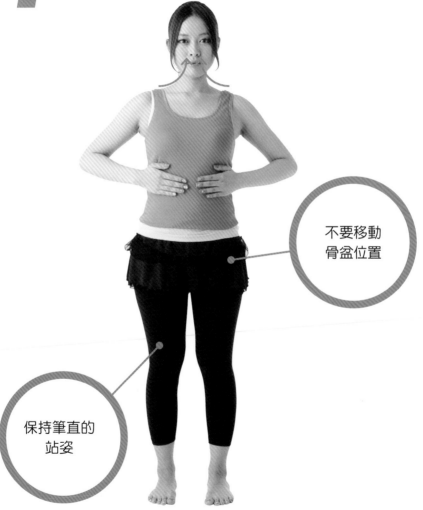

不要移動
骨盆位置

保持筆直的
站姿

2

吐氣

嘴巴吐氣，此時肋骨不擴張，
盡量保持收縮狀態。

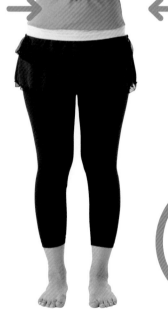

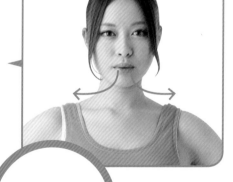

緩緩地吐氣

3

鎖骨和軀幹部位吸氣

緩慢的吸氣，
讓軀幹隨著吸氣上升。
這時讓鎖骨周圍產生
正在吸氣的感覺。

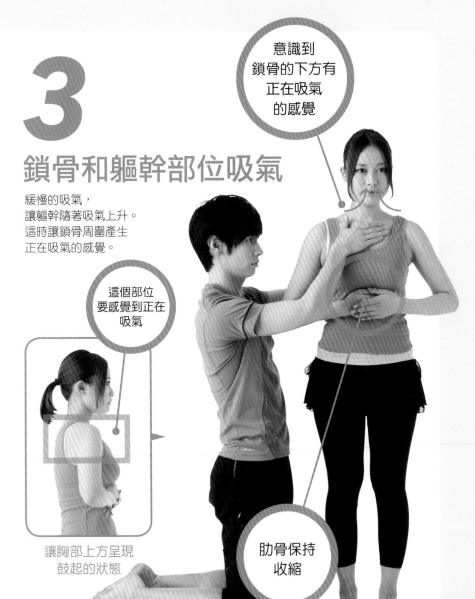

意識到
鎖骨的下方有
正在吸氣
的感覺

這個部位
要感覺到正在
吸氣

肋骨保持
收縮

讓胸部上方呈現
鼓起的狀態

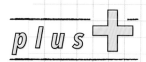

加強呼吸效果的伸展操

　　不論你的呼吸法多麼完美，若是沒有健壯的身體一樣難以順利呼吸。這是因為蜷曲的身體吸進去的空氣容量較少，無法達到呼吸法需要的呼吸量。

　　因此，開始讓身體呼吸時，建議大家利用伸展操舒展一下筋骨。當身體能充分吸氣時，呼吸量也會跟著增加，而內部肌肉也能因此確實地運作起來。

　　在身體透過伸展操的幫助之後，你甚至會嘖嘖稱奇，發現自己的呼吸步調已經變得更加順暢了。

　　身體獲得伸展的部位，不只感覺通體舒暢，而且還能達到補充元氣的效果。

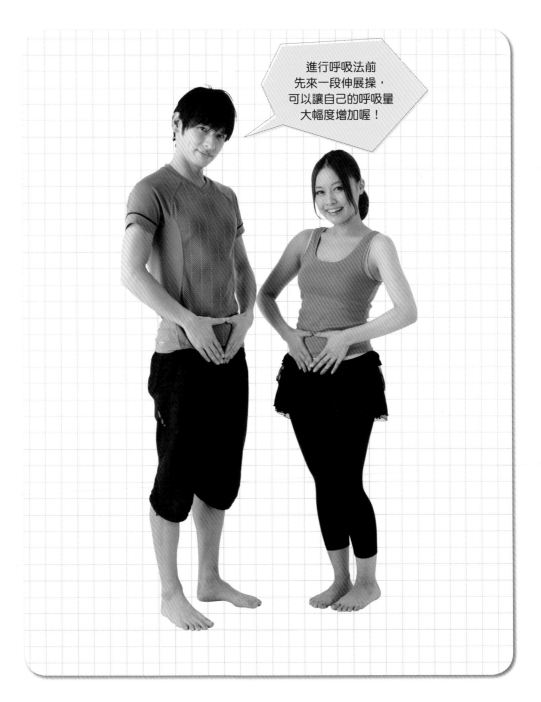

進行呼吸法前
先來一段伸展操，
可以讓自己的呼吸量
大幅度增加喔！

下巴

1
讓下巴
規律地左右移動
十次

2
下巴往前突出大約
三到四根手指的距離，
接著嘴巴張開

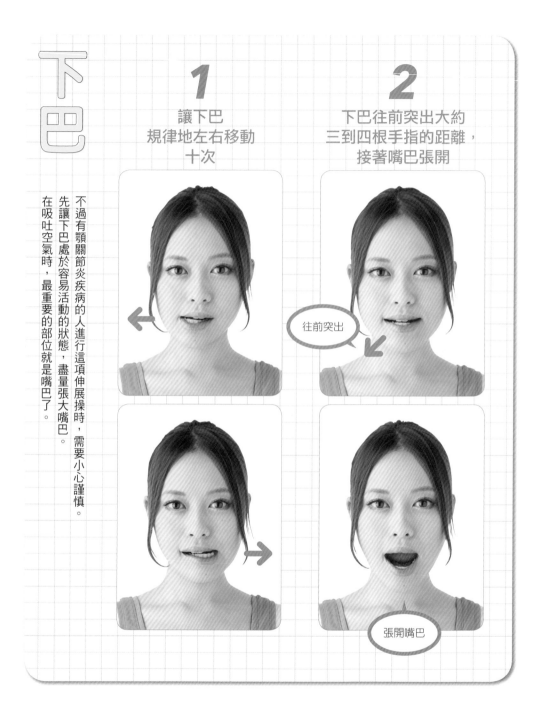

往前突出

張開嘴巴

在吸吐空氣時，最重要的部位就是嘴巴了。

先讓下巴處於容易活動的狀態，盡量張大嘴巴。

不過有顎關節炎疾病的人進行這項伸展操時，需要小心謹慎。

脖子

在此我們要伸展操活絡脖子的筋骨，讓身體順暢地呼吸空氣。

從骨盆到頭部之間必須保持正確位置的重要部位，同時也是呼吸的必經之地。

脖子是進行呼吸法時，

1

脖子轉向左邊，
將左手放在和臉部相反
方向的鎖骨上

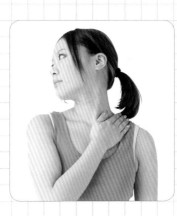

2

張開嘴巴

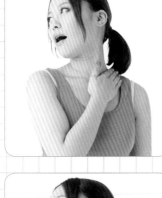

3

用閉上嘴巴以及
讓鎖骨往下的力氣
伸展脖子。
以上動作，左右兩邊重複
相同動作三到五次。

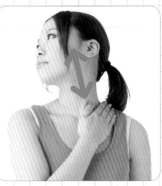

胸部

不論是胸式、腹式，或是軀幹式呼吸，胸部都是所有呼吸法會使用到的基本部位。

1 首先讓身體保持側躺姿勢，骨盆的位置維持不動，然後手臂往上舉，提起胸部。

骨盆不要隨著身體一起移動，面向正前方。

手往後方伸舉時，鎖骨也要跟著一起朝向後上方。舉手時，要讓肩胛骨有被地心引力向下拉的感覺。

2 胸部保持伸展的狀態下深呼吸，左右邊各進行三次。

讓胸部有擴張的感覺。

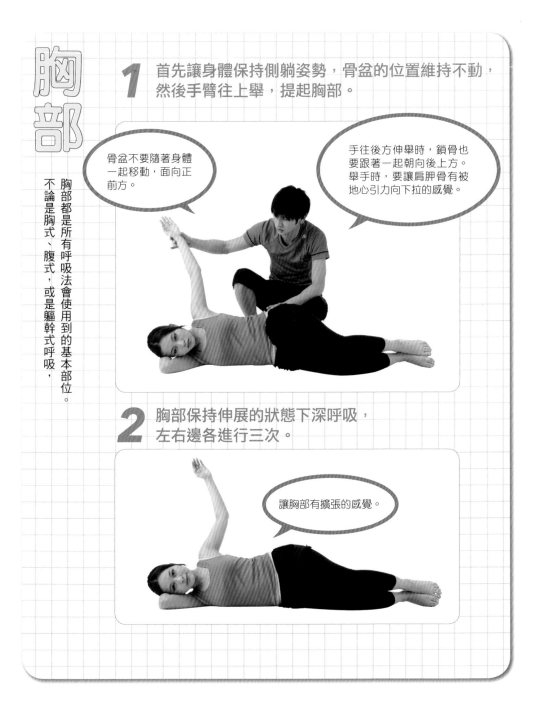

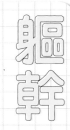

軀幹

請一邊用肩胛骨及軀幹周圍部位呼吸，一邊伸直雙手。

很多人因為平常長時間駝背，或是其他不良的姿勢，進而讓身體呈現出僵硬的狀態。

這是先讓軀幹蜷曲之後，再進行呼吸的方式。

軀幹蜷曲，
將手臂向前伸直，順勢拉伸肩胛骨、收縮腹部，
接著以此狀態呼吸三次。

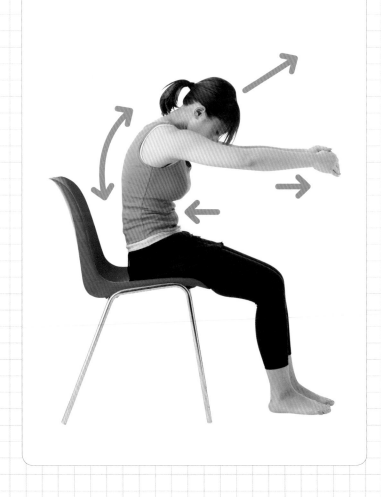

腋下

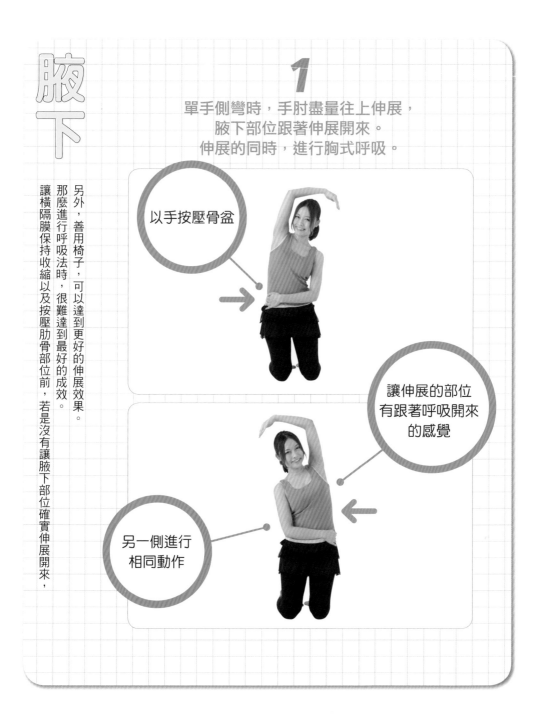

1

單手側彎時，手肘盡量往上伸展，
腋下部位跟著伸展開來。
伸展的同時，進行胸式呼吸。

以手按壓骨盆

讓伸展的部位
有跟著呼吸開來
的感覺

另一側進行
相同動作

讓橫隔膜保持收縮以及按壓肋骨部位前，若是沒有讓腋下部位確實伸展開來，那麼進行呼吸法時，很難達到最好的成效。另外，善用椅子，可以達到更好的伸展效果。

2

坐在椅子上伸展呼吸也 OK ！

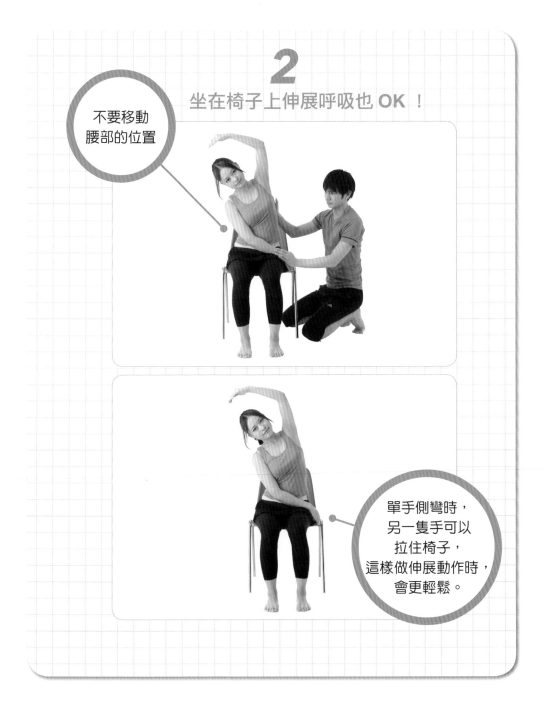

不要移動
腰部的位置

單手側彎時，
另一隻手可以
拉住椅子，
這樣做伸展動作時，
會更輕鬆。

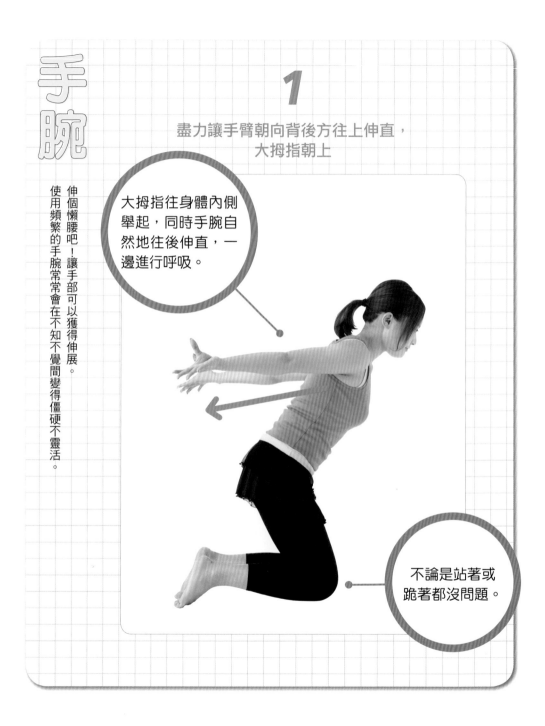

手腕

1

盡力讓手臂朝向背後方往上伸直，
大拇指朝上

大拇指往身體內側舉起，同時手腕自然地往後伸直，一邊進行呼吸。

不論是站著或跪著都沒問題。

伸個懶腰吧！讓手部可以獲得伸展。
使用頻繁的手腕常常會在不知不覺間變得僵硬不靈活。

2

配合椅子進行伸展操也 OK ！

配合椅子做伸展時，雙手要輕輕反抓住椅背。

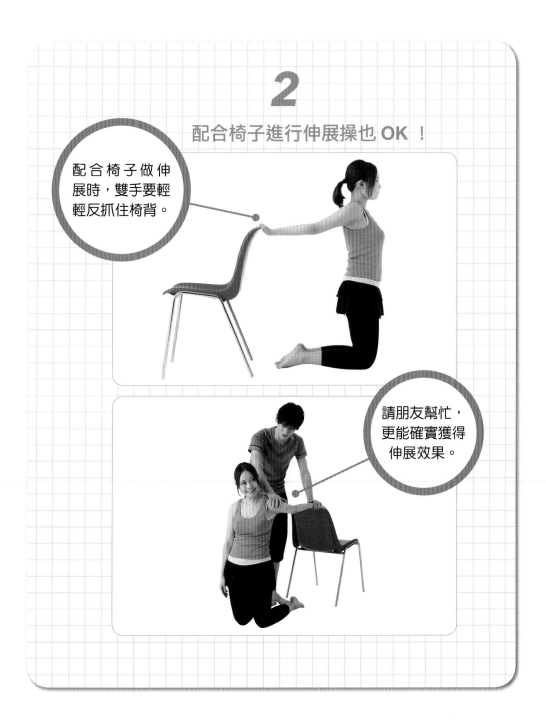

請朋友幫忙，更能確實獲得伸展效果。

善用森式瘦身術所傳授的呼吸法來收縮腹部、胸部

　　熟記森式瘦身術的呼吸法之後，你就能輕鬆自在地進行腹式、胸式、軀幹式呼吸了，甚至還可以漸漸地增加呼吸量。

　　只要持續進行森式瘦身術，身體的肌肉功能就能在每次呼吸時逐漸強壯，腰部也會像手風琴一樣，可以大幅度地收縮。當你拿捲尺測量腰圍時，還會發現測量前後的數據相差 10 公分。

　　每天進行這種呼吸式健美操，不但可以消除肚子的贅肉，外觀也會清爽許多。甚至還能練出一雙修長的美腿，讓妳的身材曲線更加健美。

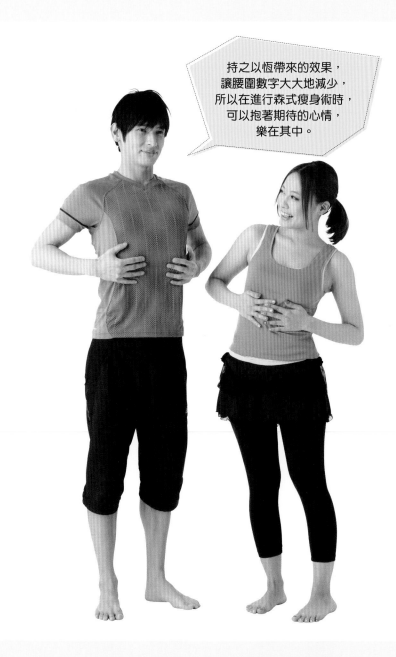

持之以恆帶來的效果，
讓腰圍數字大大地減少，
所以在進行森式瘦身術時，
可以抱著期待的心情，
樂在其中。

腹式呼吸

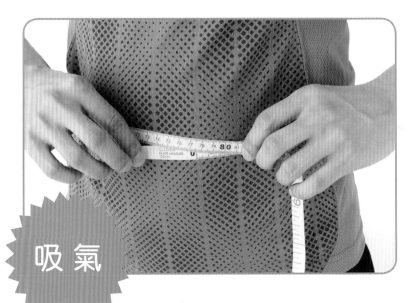

吸氣

77.5 cm

之後的腰圍！

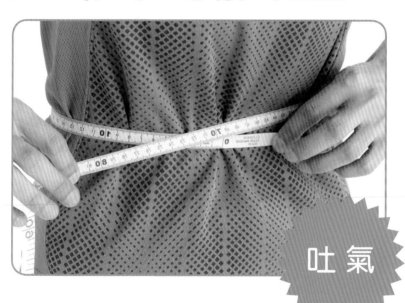

吐氣

69.4 cm

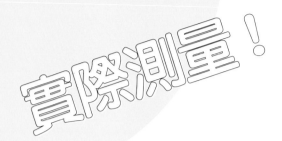

實際測量！

胸式呼吸

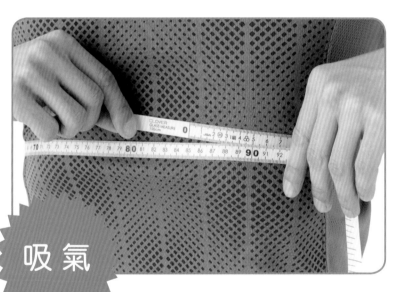

吸氣

85 **cm**

之後的腰圍！

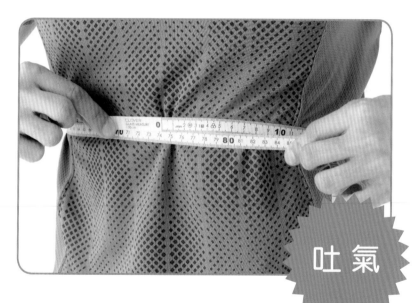

吐 氣

74 **cm**

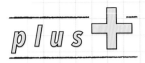

加碼傳授絕招！
不方便站著
進行呼吸法時，
乾脆就躺著做吧！

　　仰臥式呼吸不但比站立還要不費力，而且運用呼吸肌群也更輕鬆。如果發現自己躺著較容易進行呼吸法，那不妨多使用此章節介紹的方法。

　　另外還有手膝觸地的呼吸法。這種方法需要腹部朝下，透過抵抗地心引力，讓身體自然地收縮腹部。

　　總之，站立進行呼吸法是最有效的，不過在變換進行呼吸法的前提下，此篇章所介紹的方法，也是不錯的選擇。

仰臥式呼吸

身體仰臥，膝蓋微微的彎曲。接著以這種姿勢為基礎，緩緩地吸氣、吐氣。
由於軀幹處於穩定的狀態，即使是初學者也能夠感受到呼吸法的效果。

1 即使以躺臥的姿勢進行腹式呼吸
雙手擺放的位置也與站立時一樣

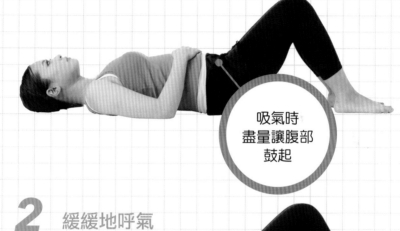

吸氣時
盡量讓腹部
鼓起

2 緩緩地呼氣

利用放在
腹部上的雙手
維持腹部的
收縮狀態

＊提點：躺著進行胸式呼吸時，
是在腹部保持收縮狀態下進行。

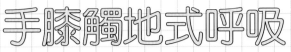

手膝觸地式呼吸

這是一種讓雙手和雙膝接觸地面的呼吸法。
以此姿勢呼吸時，身體會很自然地以腹式呼吸的方式進行。
進行胸式呼吸時，要讓腹部保持收縮。這個姿勢因為受到地心引力的影響
肚子會自然收縮起來，身體不但感受到內臟下垂，也很容易掌握呼吸。

1 隨著手和膝蓋位置 緩緩地吸氣

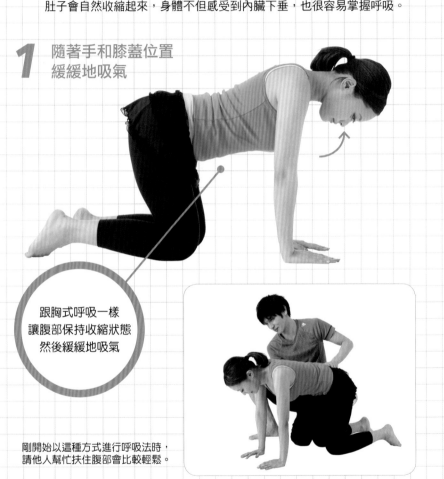

跟胸式呼吸一樣
讓腹部保持收縮狀態
然後緩緩地吸氣

剛開始以這種方式進行呼吸法時，
請他人幫忙扶住腹部會比較輕鬆。

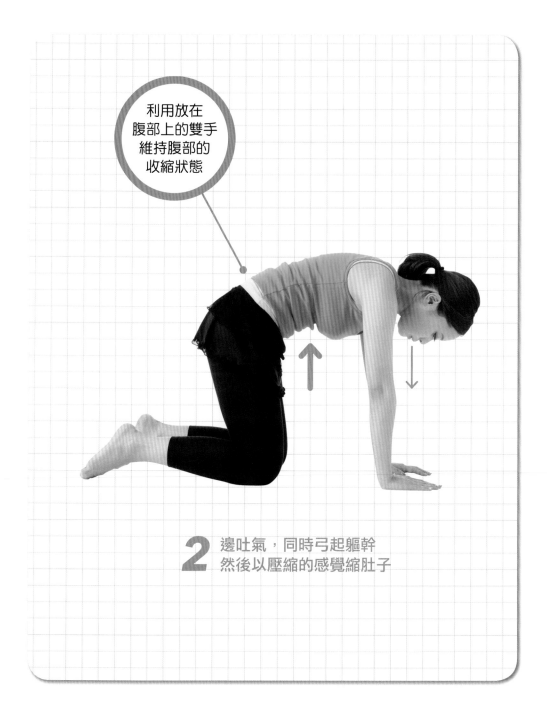

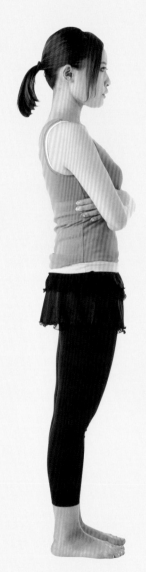

高級篇：完全呼吸法

也是一種值得嘗試的方法。

雖然技術上比較困難，不過作為控制呼吸肌群的練習，

這裡要介紹的是同時進行腹式和胸式呼吸法。

1 腹式呼吸

←

一開始就把全部的空氣吐出來，以腹式呼吸讓腹部保持鼓起的狀態。

2 胸式呼吸

←

在腹部鼓起的狀態下，進行胸式呼吸。接著進行軀幹式呼吸時，要用鎖骨部位和軀幹部位呼吸的感覺，結束後停頓二到三秒。

3 腹部開始吐氣

←

胸部鼓起的狀態下，腹部收縮起來，吐氣。

4 將空氣吐完

←

讓胸部回歸正常狀態，把吸入的空氣全部吐出來。

**以上步驟 1～4，
請重複五次。**

4

目標就是完美比例

如果你透過森式呼吸法成功變瘦，
那麼接下來，就把目標放在健美吧。
此章節將以飲食習慣為核心，
教大家怎麼吃都吃不胖的瘦身法。

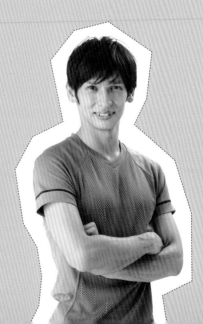

保持平衡、穠纖合度、
健康的美感，
才是最重要的健身觀念

　　請看著鏡中的自己心想：「你好美啊！」、「你好帥！」然後才開始進行平衡度極佳的正確站姿，還有呼吸法鍛鍊出來的內部肌肉。

　　我們不只要減輕體重、消除肚子的贅肉，還要打造出有美感的身體曲線。獲得初步成功之後，我們應該更上一層樓，試著讓自己挑戰穠纖合度的身材吧！

　　不管我們消除了多少肚子肥油，還是要兼顧整體外觀上的年輕外觀。總之，讓我們把目標放在打造出結實有活力的健康身體吧。

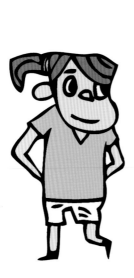

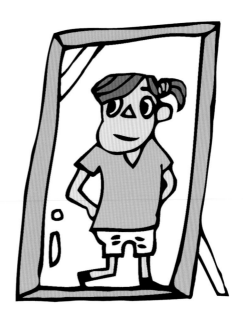

不累積體重、體脂肪

　　很多人確認自己是否肥胖，習慣用體重、體脂肪率做為判斷的標準。但是體重會因為昨天的飲食量、有無排便，而產生誤差，所以要是昨天出門享用了大餐，體重就會明顯增加。相反地，要是進行節食計畫，那麼體重當然會跟著減少。

　　另一種被大家視為指標的體脂肪率，通常是用市售的體脂計來確認。但不管是剛起床或就寢前等各種場合，體脂計常常會測出零散不一的數據。

　　換句話說，不管是哪種數據都難以作為參考，所以每天為了身體數據的增減而影響心情，其實是沒有意義的行為。

　　假使你在一週內每天同一時間，用同樣的條件進行測量，並算出平均數據，然後再以此數據和前一週的平均數據相比，你會發現兩項數據間有明顯的不一致。即使你可以慎重地以一個月做為計算單位，也一樣會有誤差。

　　總之，想統計體重和體脂肪率的變動最少要持續紀錄三個月，這麼做才能準確觀察身體的變化。

統計體重和體脂肪率的基本觀念

1 固定的時間測量

▼

2 在相同的場所測量

▼

3 以相同的姿勢測量

▼

4 統計一週或
一個月的平均值

▼

5 最少持續紀錄
三個月的時間

一開始的目標：
一天減少 240 大卡為準

　　如果太急著瘦身，強迫自己一口氣減好幾公斤，那麼身體會因為適應不良而產生病變，而且還得擔心隨時復胖。建議讀者盡量將目標設在一個月減一公斤，用循序漸進的方式減重才是最好的方式。

　　1kg 的體脂肪等於 7200kcal。如果要在一個月內減一公斤，那麼一天就要減掉 240kcal（7200kcal/30 天），相當於一碗白飯的熱量。

　　只要能照著這樣的步調持續三個月減掉三公斤，那麼身體就能感受到明顯的變化。當然，外觀也會變得比較健康，腰痛自然會緩和許多。如果每個月可以持之以恆減掉 1kg 的話，那麼一年下來就有辦法減掉 12kg。

1 個月減 1kg（7200kcal），一日少攝取 240kcal 食物

食品名稱	熱量	分量
白飯	235kcal	一碗
超商飯糰（鮭魚）	172 kcal	一個
超商飯糰（炒飯）	261 kcal	一個
甜麵包	300 ～ 400 kcal	2/3 ～一個
啤酒（500ml）	220 kcal	一罐
罐裝咖啡（190ml）	72 kcal	三罐
果汁（500ml）	225 kcal	一罐
板形巧克力	337 kcal	一塊
洋芋片（85g）	468kcal	1/2 袋
小蛋糕	300 kcal	一個
薯條（大）	250 kcal	一個
牛丼（普通分量）	700 kcal	1/3 ～ 1/2 碗

一天消耗約 240kcal 的運動

運動名稱	男性（68kg）	女性（48kg）
自由式（快速，11METs）	20 分	30 分
慢跑（時速 9.7km，10METs）	20 分	30 分
健行（時速 6km，5METs）	40 分	58 分
水中行走（輕度，4METs）	50 分	72 分
一般步行（時速 4km，3METs）	60 分	85 分

※METs 是「Metabolic equivalents」的簡寫。
　活動（或是運動）時的消耗熱量與安靜狀態時的消耗熱量之比值

想雕塑出健美身材，
就要瞭解 BMI 值

　　除了體重和體脂肪率以外，還可以用 BMI 值（身體質量指數）判斷肥胖的程度。建議大家先計算出自己的 BMI 值，若是超出標準值以上，就用控管飲食習慣的方式進行瘦身。

　　BMI 值的標準值為 18.5 以上不滿 25，標準體重的 BMI 值則在 22 左右。雖然 22 這個數字看起來好像很健康，但以正常人的外觀來說，其實一點也不瘦。按照大多女性的最高標準來看，想要有模特兒等級的身材，BMI 值必須要在 17 ～ 18 之間。雖然隨著個人標準的不同，甚至會認為 BMI 值為 15 是最理想的狀態，不過過度減少 BMI 值，等於是損害自己的健康。

　　建議大家先想像一下自己最想要擁有的身材，並以此為標準在健康的數值範圍內調整身體外觀。

BMI 值的計算式

BMI
=
體重（kg）÷（身高（m）×身高（m））

你理想的BMI值是多少呢？

現在我們來認識一下
多少BMI值才能達到理想的標準身材。
看看自己是屬於健康豐滿的性感身材，
還是纖瘦的模特兒體型！

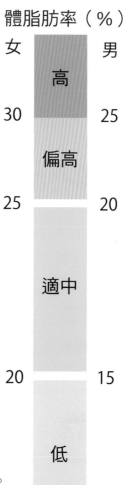

體脂肪率（%）

女		男
	高	
30		25
	偏高	
25		20
	適中	
20		15
	低	

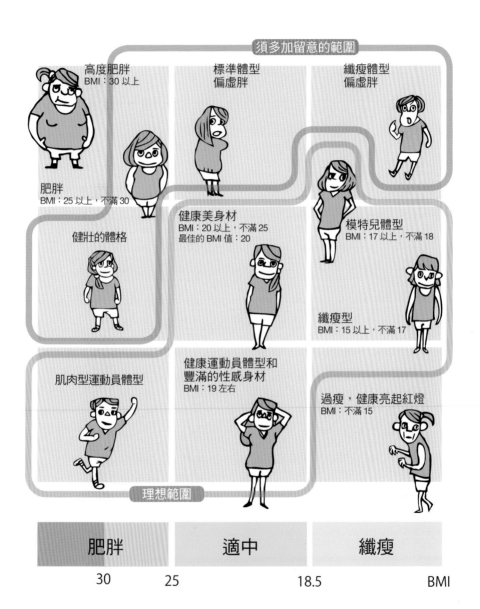

須多加留意的範圍

高度肥胖
BMI：30 以上

標準體型
偏虛胖

纖瘦體型
偏虛胖

肥胖
BMI：25 以上，不滿 30

健康美身材
BMI：20 以上，不滿 25
最佳的 BMI 值：20

模特兒體型
BMI：17 以上，不滿 18

健壯的體格

纖瘦型
BMI：15 以上，不滿 17

肌肉型運動員體型

健康運動員體型和
豐滿的性感身材
BMI：19 左右

過瘦，健康亮起紅燈
BMI：不滿 15

理想範圍

肥胖	適中	纖瘦

30　　　25　　　　　　18.5　　　　　BMI

絕對吃不胖的飲食法
正是森式瘦身術的基礎！

　　雖然本書已經說明了正確的站姿和呼吸法能消除肚子贅肉，但這種方法其實適用於 BMI 值（身體質量指數）落在標準值（18.5 以上，不滿 25）的人。若你的 BMI 值大於標準值，建議先改善你的飲食習慣，適度地減少內臟脂肪。

　　雖然內臟脂肪是一種很容易囤積在體內的體脂肪，但和皮下脂肪相比卻有著更容易消耗的特徵，所以控制好飲食習慣之後，效果也是立竿見影。

　　比起控制飲食，靠運動消耗熱量其實是一種沒有效率的方法。為了燃燒內臟脂肪，如同火爐般的肌肉細胞雖然會因為肌肉代謝而燃燒脂肪，但對於食量很大的人來說，光靠運動量難以趕上必須消耗掉的能量，因此光靠運動來瘦身，是很強人所難的方法。

　　想消耗內臟脂肪，最重要的就是注意碳水化合物的質與

量。建議避免拉麵加白飯、吃飯配含糖飲料、用餐時喝酒等，這種碳水化合物加碳水化合物的用餐方式，因為這樣的飲食方式完全無助於消除內臟脂肪。另外，麵包、麵條類、白米的消化速度很快，所以很容易形成脂肪，因此建議大家以食用糙米為主，並盡量將用餐順序改為，先吃蔬菜，再吃碳水化合物。

容易變胖的食物（品）

以下是避免每天攝取的食物。
只要稍微忍耐嘴饞的欲望，
就能盡快讓 BMI 值達到標準。

精緻食品
白米、白麵包、烏龍麵、義大利麵等麵類；麻糬等

....

水果
香蕉、鳳梨、葡萄、柿子、木瓜、蘋果等

....

零食、甜點
巧克力、蛋糕、餅乾、麻糬類、糕餅；仙貝

....

酒
啤酒、日本酒、水果酒、雞尾酒等

....

其他
各種飲料、果醬等

配合高 N/C 比的食材，打造不容易發胖的飲食習慣

　　隨著每人工作的不同，通常男性在瘦身時一天攝取的熱量大約在 1800 ～ 2000kcal，而女性則是 1600 ～ 1800kcal。食物熱量雖然是值得注意的重點，但並不是只要維持低熱量就有利於瘦身。因為身體為了燃燒體脂肪，必須多攝取有助於排出糖分、脂肪酸等，利於新陳代謝的食物。

　　瘦身時需要攝取的營養素就是有利於代謝脂肪的膳食礦物質、維生素。膳食礦物質裡，以鎂和鋅較有助於新陳代謝，而維生素則是維生素 B 群、維生素 C。

　　食物的總熱量和膳食礦物質、維生素的比率稱為 N/C 比。在飲食上建議挑選高 N/C 比。即使高 N/C 比的食物攝取量很

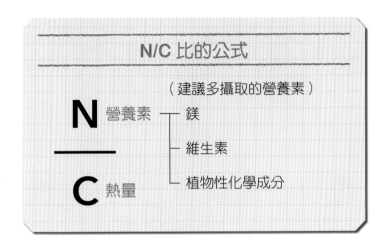

N/C 比的公式

（建議多攝取的營養素）

N 營養素 ┬ 鎂

├ 維生素

└ 植物性化學成分

C 熱量

少，也能獲得充分的營養素，所以攝取高 N/C 比的食物是一種既有效率又不易發胖的飲食方法。典型的高 N/C 比食物是，糙米、綠黃色蔬菜、海藻、芝麻（種子類）等。

其他食物則是推薦含有豐富維生素的根莖類蔬菜（比如蕃薯）。雖然根莖類蔬菜是屬於碳水化合物，但是含有許多鉀和膳食纖維。正式實行瘦身計畫，若是蛋白質攝取不足，也可以適度食用魚肉、少量的肉類、黃豆等等。

如果想在每次用餐充分攝取以上食物，那麼最推薦的餐點就是日本料理了。拿捏主菜、副菜、糙米、味噌湯間的平衡，並且時時注意吃八分飽。

認識不容易發胖的食材

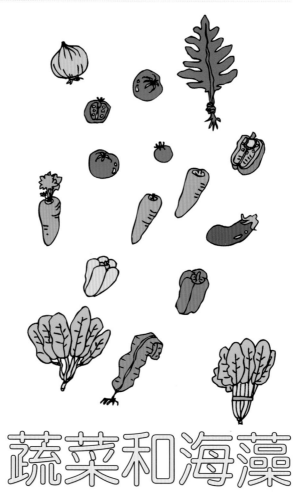

蔬菜和海藻

大家都知道吃蔬菜的重要性，尤其是綠黃色蔬菜中的抗氧化成分和植物性化學成分很重要。建議多食用深色蔬菜，例如：胡蘿蔔、南瓜、蕃茄、青椒等。還有海藻也是高 N/C 比的食物，例如：海帶芽、昆布、羊栖菜等，都含有幫助燃燒體脂肪的鎂元素。由於蔬菜、海藻是人體獲得維生素、礦物質、膳食纖維的來源，所以應該列為餐桌必備的基本菜色。

肉類和蛋類

肉類雖然是優質蛋白質的來源，但卻是瘦身時應該避免攝取過量的食物。不過，肉類食物也擁有許多能幫助燃燒熱量的維生素 B 群。食用上，應避免攝取肥肉和雞皮，盡量挑選紅肉、雞胸肉、里肌肉等油脂較少的部位。另外，雞蛋是一種營養素平衡性較高的食物，所以可以當成每天必備的菜色。

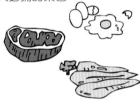

魚肉

最適合做為動物性蛋白來源的食物非魚肉莫屬了。除了是優質的蛋白質來源之外，還能從中攝取 DHA、EPA 等不容易形成體脂肪的油脂成分。而且也能提供豐富的膳食礦物質，以及有助代謝糖分的牛磺酸。挑選魚肉時，比起大型魚類，較推薦沙丁魚、秋刀魚、鯖魚等青背魚。

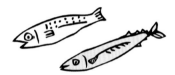

其他

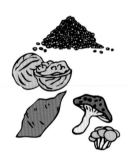

豆類

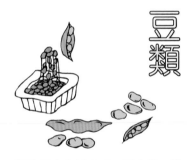

其他低熱量高膳食纖維食物有香菇類。根莖類食物也含有豐富的鉀、維生素 C、β- 胡蘿蔔素。另外芝麻、胡桃等堅果，營養平衡性較高，含有許多鎂、鈣、鋅、鐵等礦物質，甚至 ω-3 脂肪酸能補充人體所需的油脂。

豆類除了含有維生素、蛋白質、膳食礦物質、膳食纖維，還擁有高 N/C 比，可說是食品界的萬能優等生。在蛋白質的攝取上，最佳的用餐比例是，豆類 50%、魚肉 25%、肉類和蛋類為 25%。在挑選食物時，推薦納豆和味噌等發酵食品，或是豆腐、毛豆、蠶豆等含豐富維生素、礦物質的食物。

唯有促進代謝、燃燒體脂肪的食材，才能幫你輕鬆瘦身

　　從簡易的觀點看來，一個人的體脂肪率偏高就是因為飲食後需要額外消耗掉的熱量變多。所以只要每天控管飲食，通常就能讓瘦身計畫順利地進行。

　　一般來說，很多人都認為「要是肚子贅肉變多，那麼食量就該跟著減少」。這種觀念尤其以年輕女性為多，有時甚至會走火入魔讓自己處於近乎絕食的狀態。但正因為吃得太多，所以要是體內沒有其他必須攝取的營養素，身體在運作上就會開始產生出極大的負擔，並且讓健康處於危險的狀態。最壞甚至會面臨營養失調或進食障礙。在各種惡性循環下，還會導致精神方面的重大疾病。

另外，有些人的瘦身計畫，會用危險的飲食搭配激烈運動。但是靠著激烈運動讓必要的營養素流失，反而難以獲得健美的體態。最後得出的結果，與其說是纖瘦，倒不如說是枯瘦。大家只會覺得你的模樣看起來比實際年齡還老。

　　事實上，最重要的觀念就是要重新檢視自己的飲食習慣。想瘦身就該檢討自己是否食量過多，進而導致身體發福。請回想一下，自己在空腹的狀態下是否習慣吃些糖果，或覺得果菜汁有益健康，所以平時會常常飲用。像這一類的習慣，都是糖分攝取過量，而導致變胖的主因。雖然這些只是小小的變因，但因為日積月累的關係，會讓這些習慣轉化為變胖的事實。

　　建議大家先從積極攝取高 N/C 比（請參閱本書的 P.84）的食物開始做起。盡量避免攝取讓身體機能下降、容易發胖的食物，並挑選有助於代謝熱量的食物。

　　千萬別期望自己能在短期之內瘦身成功。先試著將觀念改為一年內瘦下十公斤，並在一年內保持瘦下來的體重，藉此重新檢視自己的身體處於瘦身時的健康狀態。這麼一來，不但不會復胖，還能保持理想的身材。

這麼做完全無法瘦身！

我們已經說過腹肌運動對消除腹部贅肉無濟於事。事實上，不只沒效，還有可能造成運動傷害。因此，請大家避免進行以下的腹肌運動。

各種對身體不好的腹肌運動

捲腹訓練

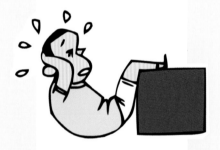

捲腹就是將雙腿放在高台的直角邊上，讓自己的視線看向腹部，上半身往上蜷曲的訓練。雖然這種方法可以鍛鍊上腹肌，但要是腹部囤積太多脂肪，只會妨礙整個動作的完成，而且脖子很容易有運動傷害。

仰臥起坐

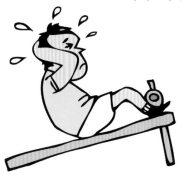

固定腳部，膝蓋微微彎曲，再讓上半身挺起的運動。這算是一種在學校上課、活動時，常常會使用到的訓練方式。雖然不像捲腹訓練容易產生運動傷害，但卻是鍛鍊成果不明確的運動。雖然多少能鍛鍊腹肌，但對於消除肚子贅肉來說，卻是一種完全沒有關係的行為。

舉腿訓練

這種運動要先讓身體平躺，然後固定上半身，再用雙手支撐地面，把雙腿往上伸直。雖說這項訓練可以鍛鍊下腹肌，但同時也會造成腰部的負擔。不只無法消除腹部贅肉，還是一種容易產生傷害的運動。

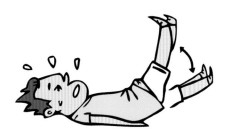

你是不是進行過
錯誤的瘦身方法？

偏激的節食計畫

　　在缺乏正確瘦身知識的情形下，進行偏激的節食計畫是很危險的行為。例如：連續三餐只吃一種食物，進行所謂的「單一食品瘦身法」。即使攝取的食品營養價值很高，但就整體而言，沒有均衡的攝取營養素，除了對健康產生不良影響，也會降低肌肉和新陳代謝功能，日後復胖的機會很高，所以千萬不要讓自己花時間在這種無謂的方法上。即使三餐輪流食用一到兩種特定食物也一樣，這一類的方法只會對健康造成不良的影響。

過度降低 BMI 指數

雖說為自己設定理想中的身材 BMI 值是很好的計畫,但要是數值過低也會危害到身體健康。女性的 BMI 值在 17 以下,就會引發月經不順、骨質疏鬆等,各種有害健康的症狀。

錯誤的腹肌運動

本書也說明了好幾次,一味地進行腹肌運動無法有效地消除腹部贅肉。用正確的站姿鍛鍊內部肌肉,讓內臟保持在正確的位置,比腹肌運動的瘦身效果更好。

別太迷信重量訓練

重量訓練,有促進賀爾蒙分泌、新陳代謝等等瘦身好處,但也不能太過迷信其中的效果。最重要的觀念還是得放在改善飲食習慣上,並進行有效率的健美訓練。要知道,沒有按照正確方法進行瘦身,不但無法瘦下來,反而會練出充滿肌肉的魁梧身材。

結 語

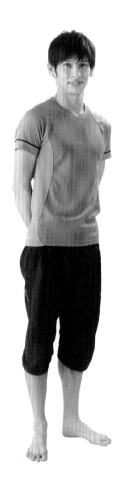

　　不論男女老少，在各種瘦身法中，就是以「消除肚子贅肉」這個字眼最令人在意。不過我敢斷言，身體各部位裡，消除肚子贅肉是最簡單的目標。

　　雖然「腹肌運動」在字面上和腹部有關，但卻是一種難以達到消除贅肉的低效率訓練，在外觀還沒有瘦下來之前，反而會先讓人陷入窘境。而這正是本書一直在跟大家宣導的觀念。事實上，在我個人的訓練課程中，從不進行所謂的腹肌運動，而我的學員們也都順利地練出健美苗條的腰部曲線。因此，我才開始意識到，「是不是對症下藥就能有效的達成目的呢？」而成果自然就是這本書的問世。

若要我用最簡單的一句話下結論，那就是想瘦身要先從改善飲食習慣做起。有些人在改善飲食後，持續搭配有氧運動，甚至能在一週內獲得令人意想不到的瘦身成果。

　　而那些揮汗進行腹肌運動，到現在還以為「自己的腹肌就是弱點，所以更該積極鍛鍊」的人們，一旦瞭解無法消除贅肉只是因為站姿和內部肌肉的運作方式不正確後，只要矯正這些因素，就能迅速打造出理想的腰部曲線。因為他們以前只不過是使用了錯誤的瘦身方式。

　　我們以滿身肌肉的健美先生或高運動量的格鬥家作為例子。他們在賽前必須減少用餐量，所以你會發現即使是專業人士，也會為了維持身體狀況而嚴格控管飲食。更何況我們的目標並不是為了達到完美境界，因此消除肚子贅肉真的一點也不難。沒錯，本書一直想要和大家表達就是這個觀念。

　　希望讀者們都能按照自己的想法打造出最佳身材，從而培養出健康有活力的身體。

森 拓郎

呼出馬甲線——丟掉骨盤枕，遠離喝水也會胖，迎向呼吸自然瘦的時代！

腹筋運動ではお腹は凹みません 呼吸と姿勢だけでみるみる凹む最強メソッド

作　　　者——森拓郎
譯　　　者——王瑜琮
主　　　編——陳秀娟
封面設計——IF OFFICE
內頁版型——林曉涵
封面攝影——林永銘
封面模特兒——Angelina
校　　　對——王瑜琮、陳秀娟
行銷企劃——塗幸儀
董 事 長
總 經 理——趙政岷
第三編輯部
總　　監——梁芳春
出 版 者——時報文化出版企業股份有限公司
　　　　　　10803 臺北市和平西路 3 段 240 號 2 樓
　　　　　發 行 專 線—（02）2306-6842
　　　　　讀者服務專線— 0800-231-705・（02）2304-7103
　　　　　讀者服務傳真—（02）2304-6858
　　　　　郵　　　撥— 19344724　時報文化出版公司
　　　　　信　　　箱—臺北郵政 79-99 信箱
時 報 悅 讀 網—http://www.readingtimes.com.tw
電子郵件信箱—books@readingtimes.com.tw
第三編輯部風格線臉書—http://www.facebook.com/Bookstyle2014
法律顧問—理律法律事務所 陳長文律師、李念祖律師
印　　　刷—詠豐印刷有限公司
初版一刷—2014 年 12 月 19 日

定　　　價—新臺幣 220 元

行政院新聞局局版北市業字第八○號
版權所有・翻印必究（缺頁或破損的書，請寄回更換）

國家圖書館出版品預行編目資料

呼出馬甲線 / 森拓郎著；王瑜琮譯. -- 初版. -- 臺北
市：時報文化, 2014.12
　　面；　公分
　　ISBN 978-957-13-6129-1(平裝)
　　1.呼吸法 2.塑身 3.減重

411.12　　　　　　　　　　　103022667

FUKKIN UNDOU DEWA ONAKA WA HEKOMI MASEN
KOKYU TO SHISEI DAKEDE MIRU MIRU HEKOMU SAIKYO METHOD
©TAKUROU MORI 2013
Originally published in Japan in 2013 by ASCOM INC.
Chinese translation rights arranged through TOHAN CORPORATION, TOKYO.
,and KEIO CULTRUAL ENTERPRISE. CO., LTD.
All rights reserved.

ISBN 978-957-13-6129-1
Printed in Taiwan